Guigen Qigong

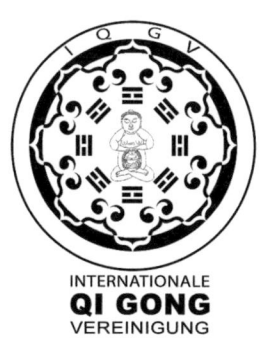

INTERNATIONALE
QI GONG
VEREINIGUNG

Emil Sandkuhl
Reinhild Becker

Guigen Qigong

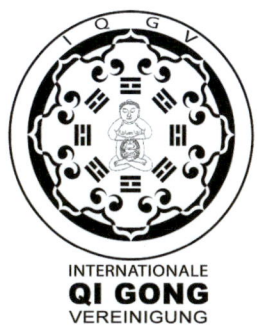

INTERNATIONALE
QI GONG
VEREINIGUNG

Die Lehr DVD Guigen Qigong kann auf

www.qigongonline.de

bestellt werden

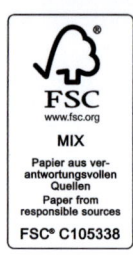

Bibliografische Information der Deutschen Nationalbibliothek:
Die Deutsche Nationalbibliothek verzeichnet diese Publikation
In der Deutschen Nationalbibliografie;
detaillierte bibliografische Daten sind im Internet über
www.dnb.de abrufbar.

Impressum

Copyright © 2013 Emil Sandkuhl, Reinhild Becker

Herstellung und Verlag: BoD - Books on Demand, Norderstedt

Text: Emil Sandkuhl
Umschlaggestaltung: Reinhild Becker, Emil Sandkuhl
Zeichnungen: Reinhild Becker

ISBN: 9783732287482

Inhalt

Einleitung

Guigen Qigong wurde vor etwa 15 Jahren von dem chinesischen TCM Arzt Dr. Xu Hongtao in Peking entwickelt, um Erkrankungen vorzubeugen und um chronische Erkrankungen damit zu behandeln. Die Bewegungen sollen langsam fließend und präzise durchgeführt werden. Der Körper soll dabei entspannt, der Geist gelassen sein, und die liebevollen Strahlen Ihrer Aufmerksamkeit sollen sich ganz auf das innere Geschehen ausrichten, damit so die energetischen Empfindungen des Qi in Erscheinung treten können. Dr. Xu Hongtao wirkt und arbeitet in der Qigong und Tuina Abteilung des Xi Yuan Hospitals in Beijing.

Das Übungsprogramm besteht aus sechs komplexen Übungsfolgen. Die Erste ist die Universal Übung. Sie bewirkt eine allgemeine Aktivierung des Energieflusses durch alle Meridiane. Die zweite Übung richtet sich an die Milz und den Magen. Die dritte Übung ist für die Lungen und den Dickdarm. Die Vierte wendet sich an die Nieren und die Blase. Die Fünfte ist für die Leber und die Gallenblase gedacht. Die sechste Übung versorgt das Herz und den Dünndarm. Die sechs Übungen dürfen nicht aus dem Zusammenhang gerissen werden, sondern sollen immer nacheinander in der vorgeschriebenen Reihenfolge praktiziert werden.

Guigen Qigong ist ein neues medizinisches Qigong. Allerdings ist es, wie jedes gute Qigong, ganzheitlich. Die drei Kriterien für ein gutes Qigong lauten: einfach, natürlich und effektiv. Ganzheitlich bedeutet: Die Anwendung und die Anforderungen beschränken sich nicht allein auf den körperlichen Bereich, sondern der Geist, die Vorstellungskraft, innere Bilder und die Seele sollen in jedem Fall mit einbezogen werden. Also wundern Sie sich nicht. Mir hat schon einmal jemand gesagt: „Eigentlich wollte ich nur meinen Körper heilen." So läuft das nicht. Das funktioniert nicht, weil Körper, Geist und Seele eine Einheit sind. Heutzutage hat bestimmt jeder schon einmal das Wort „psychosomatisch" gehört. Das wird schnell und häufig gesagt, wenn nicht erkennbar ist, was die Ursache einer Erkrankung ist. Wir werden in diesem Buch nicht ausschließlich die Bewegungsabläufe beschreiben, sondern auch Botschaften an Ihren Geist und Ihre Seele richten.
Wir versprechen Ihnen hier keine Heilung, wir wollen Ihnen helfen, Selbstheilungskompetenz zu entwickeln.

Einiges von dem, was wir Ihnen vermitteln wollen, wird Ihnen sicher bekannt sein, aber es geht nicht darum, ob es Ihnen nur bekannt ist, sondern es geht darum, ob Sie es auch wirklich beherzigen.

Fortschritt bedeutet Veränderung. Nur wer bereit ist für Veränderungen wird Fortschritte machen. Dafür müssen Sie zunächst einmal definieren: was ist für Sie ein Fortschritt? Was wünschen Sie sich? Nein, was wünschen Sie sich wirklich? Stellen Sie sich vor, Sie hätten nur einen Wunsch frei, keine drei. Und überlegen Sie gründlich, gehen Sie dafür tief nach innen. Und sagen Sie bitte nicht, was Sie nicht wollen. Sagen Sie, was Sie wollen und wenn Sie das geschafft haben überlegen Sie, was Sie bereit sind dafür zu tun. Es reicht nicht, sich dieses Buch gekauft zu haben, es reich nicht, dieses Buch zu lesen. Sie müssen es wirklich wollen und es tatsächlich tun. Sie selber müssen es tun, wir können es nicht für Sie tun. Wir geben Ihnen Ratschläge und Unterweisungen, wir sind ihre Helfer.

Wenn Sie sich wirklich von allen Gebrechen befreien wollen und von der ursprünglichen Energie erfüllt sein wollen, und das jeden Tag aufs neue, dann haben Sie hiermit eine Gelegenheit dafür gefunden. Manche Menschen sagen "Ich bin schon zufrieden, wenn es nur bleibt wie es jetzt ist." Aber so funktioniert das nicht. Es kann nicht so bleiben wie es jetzt ist. Es kann nur schlechter werden oder besser. Andere erfreuen sich daran, dass es ihnen durch das Üben etwas besser geht. Das ist ja schon einmal ganz nett. Doch den vollen Erfolg haben nur die, die begreifen, dass sie beim Üben die Wirklichkeit berühren. Eine Wirklichkeit, die alles umfasst und alles durchdringt. Nicht nur eine Schutzzone. Das hier ist kein Elfenbeinturm, keine rettende Insel. Also seien Sie bereit, auch Ihren Alltag davon berühren zu lassen, dann sind wirkliche Fortschritte vorprogrammiert.

Ein Mensch, der das Gute und Wahre sucht
soll ein Mensch werden,
der das Gute und Wahre findet,
und das nicht nur mancher Orts, sondern überall
und nicht nur etwas davon,
sondern nichts anderes als das.
An dem kann man ein Leben lang wachsen
und man wird nie darin ein Ende finden.

Die Ausgangsstellung

Die Ausgangsstellung ist die Wuji Haltung. In dieser Position findet der Übende seine Mitte. Sein Äußeres und sein Inneres kommen ins Lot. Die Wirbelsäule richtet sich natürlich gerade aus und der Stand sorgt so für eine direkte Verbindung zwischen Himmel und Erde.

Am Anfang von Allem gab es nur Eins, alles war ungeteilt, eine Einheit. Damals gab es noch nicht Yin und Yang. Es gab nur die Kraft des Ursprungs, das Wuji. Das ist unsere Ursprüngliche Heimat. Daher kommen wir und dahin gehen wir, und mit etwas Übung können wir, wann immer es uns angebracht erscheint, wieder in diesen Zustand eintauchen, um uns zu kräftigen und unsere Selbstheilungskräfte zu stärken.

Die Füße stehen parallel zueinander und von Innenseite zu Innenseite ist eine Fußlänge Abstand. Die Knie sind leicht angewinkelt, weil so der untere Rücken zu einer schonenden Haltung findet. Die Wirbelsäule ist natürlich gerade und senkrecht aufgerichtet. Der Blick ist auf den Horizont gerichtet, der Kopf aufrecht. Die Schultern tief und entspannt. Die Arme und Hände formen ein großes O und die Handinnenflächen zeigen zu den Oberschenkelseiten, die Fingerspitzen nach unten. Alles in Allem eine ganz entspannte, gelassene Haltung, in der man mit der Aufmerksamkeit bei sich ankommt und sich sammelt.

Ausgangsbewegung – die Brücke

Die „Brücke" wird als Verbindungs-, und Abschlussbewegung verwendet. Sie wird zwischen den einzelnen Übungen ausgeführt und bei den Übungen mit Gegenseite (die erste, die dritte und die sechste Übung) beim Wechsel zur Gegenseite. Weiterhin zum Auftakt und zum Abschluss. Also wird die „Brücke" 10 mal während des Gesamtablaufes eines Durchgangs genutzt.

Die Brückenbewegung kann als Energiedusche verstanden werden. Beim Heben der Hände wird frische Energie gesammelt und über den Scheitelpunkt geführt. Beim Senken der Hände wird diese Energie durch den Scheitelpunkt in den Körper geschüttet und bis in den Unterbauch gesenkt, um dort gesammelt zu werden.

1. Universalübung

Brücke:

<u>seitlich zerstreuen und sammeln</u>

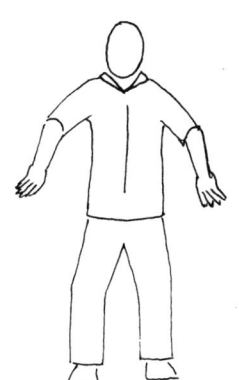

> Eine kreisende, sammelnde Bewegung der Hände zur
> Seite, nach hinten, nach innen, nach vorn und nach
> oben. Während der Bewegung wenden sich die
> Handflächen nach oben.

<u>vorne hoch schaufeln bis über den Kopf</u>

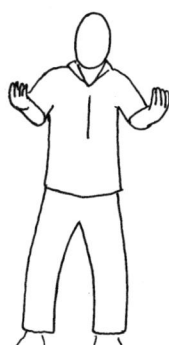

> Die Arme in der Vorhalte über den Kopf heben, die
> Handflächen zeigen nach oben.

<u>vor dem Körper senken</u>

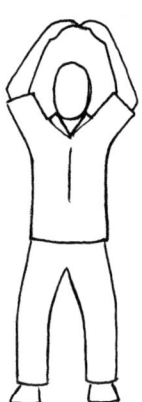

> Die Handflächen nach unten wenden und die Hände vor
> der Mittelachse des Körpers bis neben die Oberschenkel
> senken.

Erste Seite, nach links beginnen

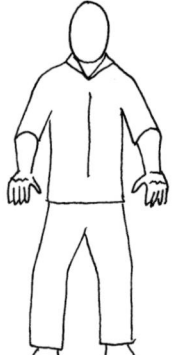

Die Hände nahe seitlich des Körpers **heben**, dabei die Hände locker hängen lassen.
Die Handflächen nach unten wenden und seitlich nach unten drücken (**verdichten**).
Die Hände wieder bis Hüfthöhe heben, die Handflächen zeigen nach unten.

Den Körper nach **links** drehen, mit der **linken** Hand ausholen und eine **sammelnde** Bewegung ausführen.

Den Körper nach **rechts** drehen, den ausgestreckten linken Arm auf der **rechten** Seite **heben**, die Handfläche zeigt dabei nach oben.

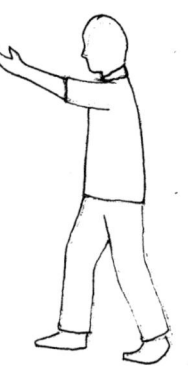

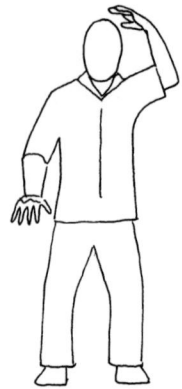

Die Hand bis über den Kopf führen und die Handfläche nach unten wenden.
Den Körper wieder geradeaus drehen.
Die **linke** Hand vor dem Körper **senken**, die Handfläche zeigt nach unten.

Den Körper nach **links** drehen, mit beiden Händen nach unten drücken (verdichten), die **linke** Hand ist dabei **hinten**, die **rechte** Hand ist **vorne**.
Den Körper geradeaus drehen, die Hände über dem Boden.

Den Körper nach **rechts** drehen, mit der **rechten** Hand ausholen und eine **sammelnde** Bewegung ausführen.

Den Körper nach **links** drehen, den ausgestreckten rechten Arm auf der **linken** Seite **heben**, die Handfläche zeigt dabei nach oben.

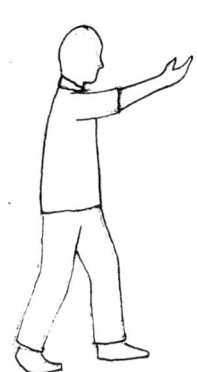

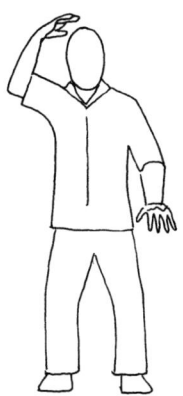

Die Hand bis über den Kopf führen und die Handfläche nach unten wenden.
Den Körper wieder geradeaus drehen.
Die **rechte** Hand vor dem Körper **senken**, die Handfläche zeigt nach unten.

Den Körper nach **rechts** drehen, mit beiden Händen nach unten drücken (verdichten), die **rechte** Hand ist dabei **hinten**, die **linke** Hand ist **vorne.**
Den Körper geradeaus drehen, die Hände über dem Boden.

Brücke (siehe oben)

Gegenseite, nach rechts beginnen

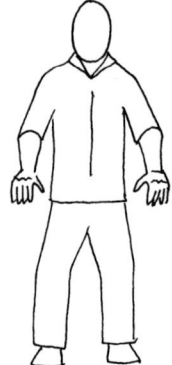

Die Hände nahe seitlich des Körpers **heben**, dabei die Hände locker hängen lassen.
Die Handflächen nach unten wenden und seitlich nach unten drücken (**verdichten**).
Die Hände wieder bis Hüfthöhe heben, die Handflächen zeigen nach unten.

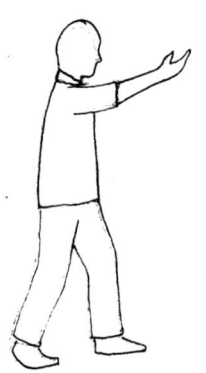

Den Körper nach **rechts** drehen, mit der **rechten** Hand ausholen und eine **sammelnde** Bewegung ausführen.

Den Körper nach **links** drehen, den ausgestreckten rechten Arm auf der **linken** Seite **heben**, die Handfläche zeigt dabei nach oben.

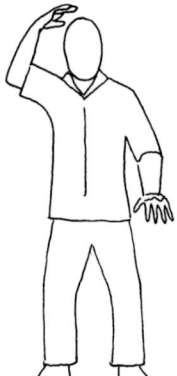

Die Hand bis über den Kopf führen und die Handfläche nach unten wenden.
Den Körper wieder geradeaus drehen.
Die **rechte** Hand vor dem Körper **senken**, die Handfläche zeigt nach unten.

Körper nach **rechts** drehen, mit beiden Händen nach unten drücken (verdichten), die **rechte** Hand ist dabei **hinten**, die **linke** Hand ist **vorne.**
Den Körper geradeaus drehen, die Hände über dem Boden.

Den Körper nach **links** drehen, mit der **linken** Hand ausholen und eine **sammelnde** Bewegung ausführen.

Den Körper nach **rechts** drehen, den ausgestreckten linken Arm auf der **rechten** Seite **heben**, die Handfläche zeigt dabei nach oben.
Die Hand bis über den Kopf führen und die Handfläche nach unten wenden.

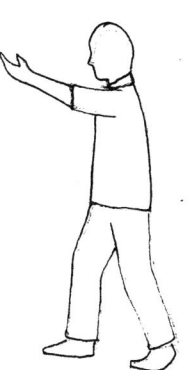

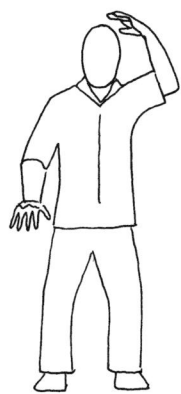

Den Körper wieder geradeaus drehen.
Die linke Hand vor dem Körper **senken**, die Handfläche zeigt nach unten.

Körper nach **links** drehen, mit beiden Händen nach unten drücken (verdichten), die **linke** Hand ist dabei **hinten**, die **rechte** Hand ist **vorne**
Den Körper geradeaus drehen, die Hände über dem Boden

Brücke (siehe oben)

2. Milz/Magen

Element: Erde
Spätsommer
Lippen
Bindegewebe, Muskeln, Arme, Beine, Mund

Farbe: gelb
Zeit: Nachmittag
Richtung: Mitte
Baum: Weide
Funktion: die Milz hat die Aufgabe der Transformation und des Transportes
Emotion: Denken, Grübeln

Endpunkte der Meridiane:
Milz: große Zehe innen - seitlich des Brustkorbes
Magen: unter dem Auge – zweite Zehe außen

Die Arme in die **Seithalte** heben, die Handflächen zeigen nach unten.

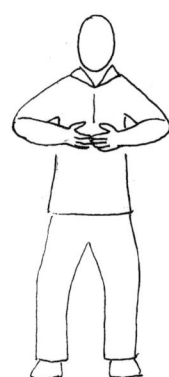

Die Daumen nach oben drehen und vor dem
Oberbauch öffnen und schließen, 2x *(Milz/Magen)*.
Das Öffnen leitet verbrauchte Energie aus. Das Schließen
füllt frische Energie ein.

Die Hände mittig senken, die Handflächen zeigen zum
Körper.

Die Arme seitlich heben, die Hände im **kleinen
Atemkreis** zum Körper führen und vor dem Körper
senken, 2x *(Magen Meridian)*.
Die Handflächen zeigen zum Körper.

Die Arme seitlich heben, die Arme im **Flügelschlag** neben dem Körper senken und das Qi neben dem Körper nach unten **verdichten**, 3x dabei jedes mal etwas tiefer senken.

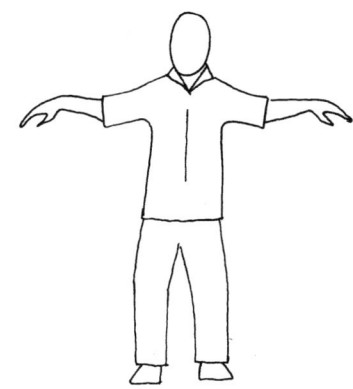

Beim 3.mal die Hände bis zum Boden senken und **zerstreuen und sammeln.**

Die Hände an der Innenseite der Beine **hochziehen** bis zum Bauch, (*Milz Meridian*).

Mit den Händen vor dem Bauch **kreisen,** die Finger zeigen schräg nach unten
3x rechts hoch – links runter und 3x links hoch – rechts runter.

Hand vor Hand vor **Bauch**, die Fingerspitzen zeigen nach unten, öffnen und schließen, 3x. Das Öffnen leitet verbrauchte Energie aus. Das Schließen füllt frische Energie ein.

Die Handflächen nach oben wenden und die Hände heben.
In Brusthöhe Handrücken an Handrücken legen und weiter heben.
Vor dem Hals die Hände wenden, die Handflächen zeigen zum Gesicht.

Vor dem **unteren Gesicht** öffnen und schließen, 3x
(*Lippen/Mund*) .Das Öffnen leitet verbrauchte Energie aus. Das Schließen füllt frische Energie ein.

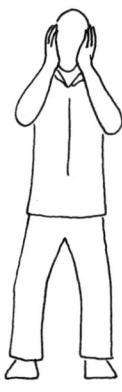

Die Hände an der Mittelachse **senken**, die Handflächen zeigen zum Körper.

Brücke

3. Lunge/ Dickdarm

Element: Metall
Herbst
kleines Yin
Nase
Haut, Körperhaare

Farbe: weiß
Zeit: Abend
Richtung: Westen
Baum: Pappel
Funktion: die Lungen haben eine reinigende Funktion
Emotion: Trauer

<u>Endpunkte der Meridiane:</u>
Lunge: Schulter – Daumen
Dickdarm: Zeigefinger – Nase

<u>Erste Seite nach links beginnen:</u>

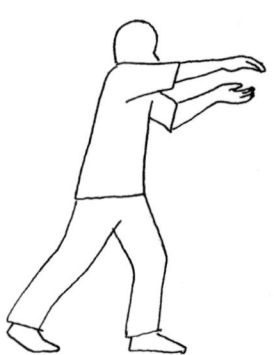

Die **linke** Fußspitze zur Seite drehen.
Den **linken** Arm nach links ausstrecken, die Handfläche zeigt nach oben.
Den Körper nach links drehen.
Die **rechte** Hand im Bogen über die linke Hand halten (Ball Halten).
Beide Arme sind in Schulterhöhe nach **links** ausgestreckt.
60 Prozent des Gewichts auf das linke Bein verlagern.

Die **untere** (linke) Handfläche nach unten wenden.
Die **obere** (rechte) Hand fährt am Außenarm hoch bis zum Schultergelenk *(Dickdarm Meridian)*.

Die **linke** Handfläche nach oben wenden und den Arm anwinkeln.

<u>Wechsel:</u>

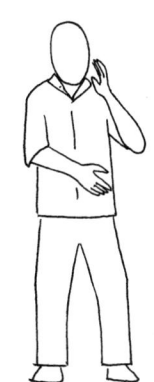

Die **linke** Fußspitze nach vorne wenden und den Körper nach vorne drehen.
Die **rechte** Hand fährt an der linken Körperseite nach unten, an der Gürtellinie entlang nach rechts, an der rechten Körperseite hoch.
Die **linke** Hand schiebt zeitgleich von der linken Schulter zur rechten.

<u>Nach rechts:</u>

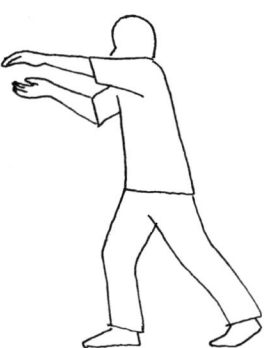

Die **rechte** Fußspitze zur Seite drehen.
Den **rechten** Arm nach rechts ausstrecken, die Handfläche zeigt nach oben.
Den Körper nach rechts drehen, das Gewicht verlagert sich zu 60 Prozent auf das rechte Bein.
Die **linke** Hand fährt am Innenarm entlang über die rechte Hand *(Lungen Meridian)*.
Die **rechte** Handfläche nach unten wenden.
Die **linke** Hand fährt am Außenarm hoch bis zum Schultergelenk *(Dickdarm Meridian)*.

Die **rechte** Handfläche nach oben wenden und den Arm anwinkeln.

<u>Wechsel:</u>

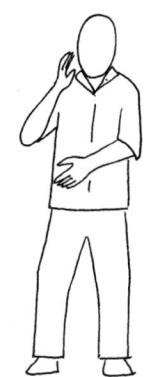

Die **rechte** Fußspitze nach vorne wenden und den Körper nach vorne drehen.
Die **linke** Hand fährt an der rechten Körperseite nach unten, an der Gürtellinie entlang nach links, an der linken Körperseite hoch.
Die **rechte** Hand schiebt zeitgleich von der rechten Schulter zur linken.

Die **linke** Fußspitze zur Seite drehen.
Den **linken** Arm zur Seite ausstrecken, die Handfläche zeigt nach oben
Den Körper nach links drehen.
Die **rechte** Hand fährt am Innenarm entlang über die linke Hand
(Lungen Meridian).

Nach vorne:

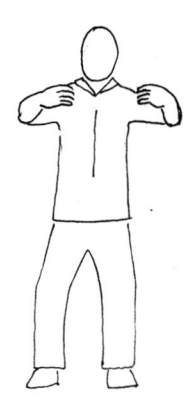

Die Handflächen zeigen zueinander (kleinen Ball halten).
Die Handflächen so drehen, dass die Daumen nach oben
zeigen.

Den Körper nach vorne wenden und beide Arme zur Seite
öffnen (großen Ball halten).

Vor der **Brustmitte,** Tanzhong, öffnen und schließen, 3x
(Lungen) Das Öffnen leitet verbrauchte Energie aus.
Das Schließen füllt frische Energie ein.

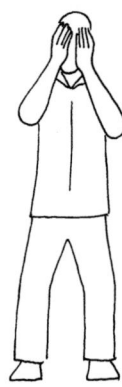

Hände Handrücken an Handrücken bis vor das
Gesicht heben.
Die Handflächen wenden sich zum Gesicht, die
Fingerspitzen nach oben.
Vor dem **Gesicht** öffnen und schließen, 3x (Nase).
Das Öffnen leitet verbrauchte Energie aus.
Das Schließen füllt frische Energie ein.

Die Hände an der Mittelachse **senken**, die Handflächen zeigen zum
Körper.

Brücke

Gegenseite nach rechts beginnen:

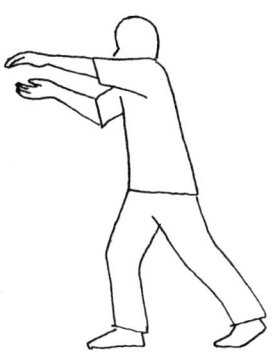 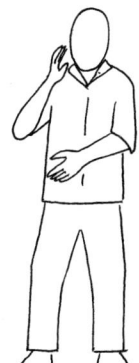 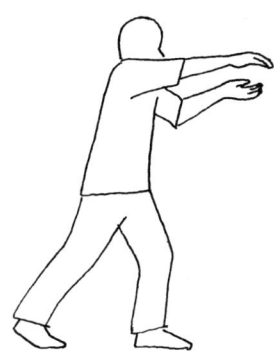

Nach vorne:

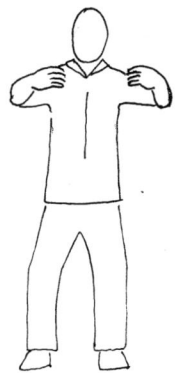 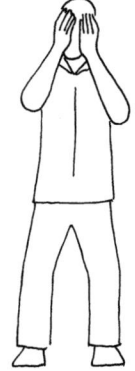

Vor der Brustmitte   Vor dem Gesicht

Die Hände an der Mittelachse senken, die Handflächen zeigen zum Körper.

Brücke

4. Niere/Blase

Element: Wasser
Winter
großes Yin
Ohren
Knochen, Mark, Ausscheidungsorgan, Zähne, Kopfhaare

Farbe: schwarz
Zeit: Nacht
Richtung: Norden
Baum: Zypresse
Funktion: die Aufgabe der Niere ist es die Essenz zu bewahren
Emotion: Angst

<u>Endpunkte der Meridiane:</u>
Niere: Mitte der Fußsohle (Yongquan) – inneres Schlüsselbein
Blase: innerer Augenwinkel – kleine Zehe außen

Beide Arme in der **Vorhalte** heben und senken
und das Qi vor dem Körper nach unten verdichten, 3x.
Jedes mal etwas tiefer in die Knie sinken.

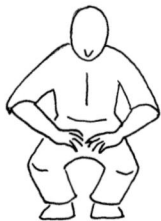

Beim 3.mal die Hände bis zum Boden senken.
Am Boden zeigen die Fingerspitzen zueinander.
Mit den Händen **zerstreuen und sammeln**,
dann lockere **Fäuste** machen.

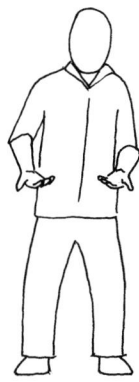

Den Körper langsam aufrichten, die Arme sind dabei gestreckt.
Die Fäuste an den Beinen hoch ziehen bis an die **Hüften.**
Die Fäuste an den Hüften öffnen, die Handflächen zeigen nach oben.

Die Hände vor die Nieren bringen,
die Handflächen zeigen zur Nierengegend
Vor den **Nieren** öffnen und schließen, 3x.
Das Öffnen leitet verbrauchte Energie aus.
Das Schließen füllt frische Energie ein.

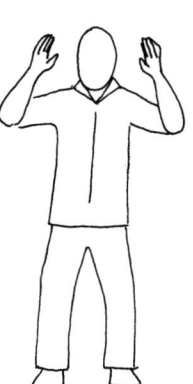

Die Hände am Rücken hoch ziehen bis unter die Achseln, unter den Achseln nach vorne wechseln und hinter den Nacken führen.

Die Hände vom **Nacken** über den Kopf bis vor die **Nase** führen, und wieder zurück zum Nacken senken, 3x (*Blasen Meridian*).

Beim 3.mal vor der Nase bleiben und die Hände zur Seite hin öffnen. Die Handflächen zeigen zu den Ohren.
Vor den **Ohren** öffnen und schließen, 3x.
Das Öffnen leitet verbrauchte Energie aus.
Das Schließen füllt frische Energie ein.

Dann die Hände zum Nacken führen, über den Kopf und vor dem Kopf und der Mittelachse senken, die Handflächen zeigen zum Körper.

Brücke

5. Leber/ Gallenblase

Element. Holz
Frühling
kleines Yang
Augen
Sehnen, Emotionen, Nägel

Farbe: grün
Zeit: Morgen
Richtung: Osten
Baum: Kiefer (universeller Baum)
Funktion: die Leber entwässert und leitet aus (Ausscheidungsorgan)
Emotion: Wut

Endpunkte der Meridiane:
Leber: großer Zeh außen – unter der Brustwarze (Qimen)
Gallenblase: äußerer Augenwinkel – vierte Zehe außen

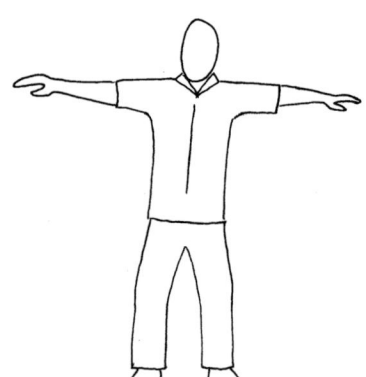

Die Arme in die **Seithalte** heben, die
Handflächen zeigen nach unten,
5 Sec. stehen.
Die Handflächen nach oben wenden,
5 Sec. stehen.

Die Arme gestreckten über den Kopf heben,
die Handflächen zeigen zueinander
(**einen Ball halten**) 5 Sec. stehen.

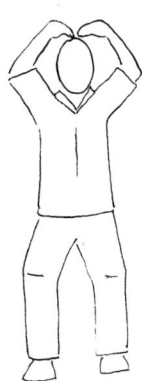

Auf die Zehenspitzen steigen und wieder sinken,
dabei die Hände **trichterförmig** über den Kopf fallen
lassen und in die Knie sinken, 5 Sec. stehen.

Aus den Knien wieder aufsteigen.
Die Hände kreisen um den **Kopf,** hinten runter, seitlich nach oben, 3x
(Gallenblasen Meridian).

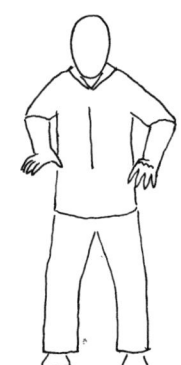

Beim 3.mal die Hände zu den Schultern und weiter unter
die Achseln führen und dort die Handflächen nach unten
wenden, die Finger zeigen nach vorne.
An den **Seiten** des Körpers die Hände pumpend nach
unten drücken und in die Knie sinken.
Beim Heben die Hände locker lassen und wieder
aufrichten, 3x , dabei jedes mal tiefer sinken
(Gallenblasen Meridian)

Nach dem 3. mal die Hände bis zum Boden senken und
zerstreuen und sammeln

Den Körper langsam wieder aufrichten, die Handflächen steigen am
Innenbein nach oben.

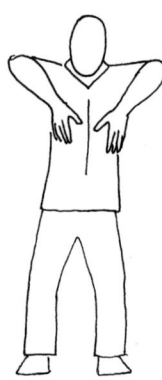

Dann die Hände neben der Mittelachse des Körpers weiter hochziehen, dabei die Ellenbogen heben, bis die Hände rechts und links **unter der Brust,** Qimen, ankommen (*Leber Meridian*).

Die Handflächen zeigen zum Körper, die Fingerspitzen nach unten, die Ellenbogen nach oben.
Vor **Qimen** öffnen und schließen, 3x.
Das Öffnen leitet verbrauchte Energie aus.
Das Schließen füllt frische Energie ein.

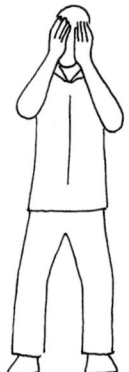

Beim 3.mal die Hände Handrücken an Handrücken heben, bis vor die Augen. Die Handflächen zeigen zum Gesicht, die Fingerspitzen nach oben.
Vor den **Augen** öffnen und schließen, 3x.
Das Öffnen leitet verbrauchte Energie aus.
Das Schließen füllt frische Energie ein.

Die Hände an der Mittelachse senken, die Handflächen zeigen zum Körper.

Brücke

6. Herz/ Dünndarm

Element: Feuer
Frühsommer
großes Yang
Zunge
Gefäßsystem, Gesicht

Farbe: rot
Zeit: Mittag
Richtung: Süden
Baum: Apfelbaum
Funktion: das Herz hat eine erwärmende Funktion
Emotion: Freude

Endpunkte der Meridiane:
Herz: Achsel – kleiner Finger innen
Dünndarm: kleiner Finger außen – vor dem Ohr

Erste Seite nach links beginnen:

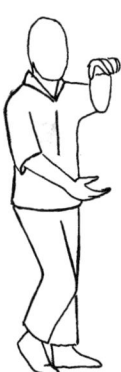

Die **rechte** Fußspitze an den linken Fuß tippen.
An der **linken** Seite einen **großen Ball** senkrecht
halten,
die linke Hand ist oben neben dem Kopf,
die rechte an der Hüfte.

Bewegung nach vorne:

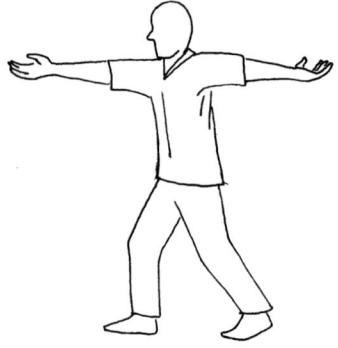

Mit dem **rechtem** Fuß einen Schritt nach vorne machen, das Gewicht verlagert sich nach **vorn.**
Die Arme werden in einer wringenden Bewegung gedreht, so dass die Handflächen beider Hände nach **oben** zeigen und die Daumen nach **rechts.**
Der rechte Arm ist nach vorne ausgestreckt, der linke Arm nach hinten.
Der Blick ist nach **vorne** gerichtet.
(Herz Meridian, Dünndarm Meridian)

Bewegung nach hinten:

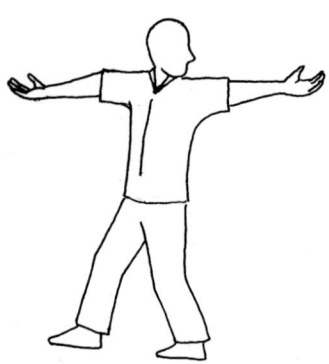

Das Gewicht nach **hinten** verlagern.
Beide Hände und Arme wringend wenden.
Der **rechte** Daumen dreht sich **unten** herum,
der **linke** Daumen dreht sich **oben** herum.
Die Handflächen zeigen wieder nach oben, beide Daumen zeigen wieder nach rechts.
Der Blick geht nach **hinten** zur linken Hand.
(Herz Meridian, Dünndarm Meridian)

(die Bewegung 2x wiederholen)

Wechsel zur anderen Seite (einen großen Ball senkrecht seitlich halten)

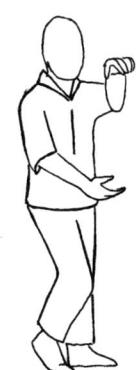

Den **rechten** Fuß neben den linken Fuß tippen
Die linke Hand wieder neben den Kopf holen, die
Handfläche zeigt nach unten.
Die rechte Hand neben die Hüfte holen, die Handfläche
zeigt nach oben.
Einen **großen Ball** senkrecht an der **linken** Seite halten.

Den rechten Fuß schulterbreit nach rechts **zur Seite**
stellen, den Ball vor den Unterbauch senken und
zur rechten Seite bringen.

Rechte Seite :

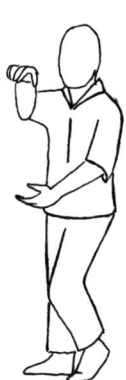

Die **linke** Fußspitze an den rechten Fuß tippen.
An der **rechten** Seite einen **großen Ball** senkrecht
halten,
die rechte Hand ist oben neben dem Kopf, die linke an
der Hüfte.

Bewegung nach vorne:

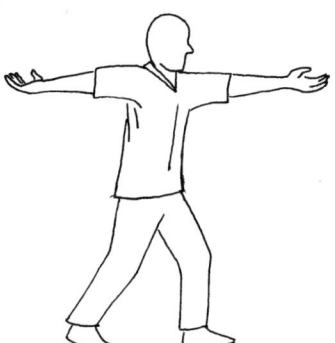

Mit dem **linken** Fuß einen Schritt nach
vorne machen und das Gewicht des
Körpers nach **vorne** verlagern.
Die Arme werden in einer wringenden
Bewegung gedreht, so dass die Handflächen
beider Hände nach **oben** zeigen und die
Daumen nach **links.**
Der linke Arm ist nach vorne ausgestreckt,
der rechte Arm nach hinten.
Der Blick ist nach **vorne** gerichtet.
(Herz Meridian, Dünndarm Meridian)

Bewegung nach hinten:

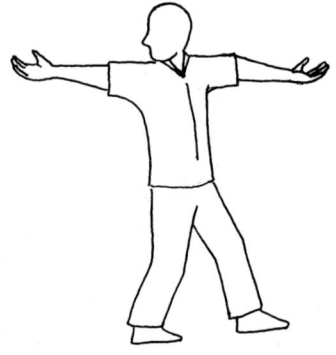

Das Gewicht nach **hinten** verlagern.
Beide Hände und Arme wringend wenden.
Der **linke** Daumen dreht sich **unten** herum,
der **rechte** Daumen dreht sich **oben** herum.
Die Handflächen zeigen wieder nach oben,
beide Daumen zeigen wieder nach links.
Der Blick geht nach **hinten** zur rechten
Hand.
(Herz Meridian, Dünndarm Meridian)

(die Bewegung 2x wiederholen)

Wechsel nach vorne:

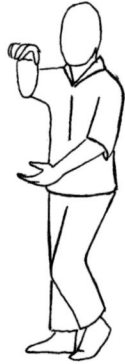

Die rechte Hand wieder neben den Kopf holen, die
Handfläche zeigt nach unten.
Die linke Hand neben die Hüfte holen, die Handfläche zeigt
nach oben.
Einen **großen Ball** senkrecht an der **rechten** Seite halten.

Den linken Fuß schulterbreit neben den rechten Fuß setzen.

nach vorne :

Den Körper **geradeaus** richten und die Hände neben die Oberschenkel
senken.

Die Arme in die **Seithalte** heben,
die Handflächen zeigen nach vorne.
Den Oberkörper weit nach hinten lehnen, die
Arme zurück bewegen, so dass sich die Brust
öffnen kann. *(Herz)*
Den Oberkörper wieder aufrichten und mit
den Armen in die Seithalte zurück gehen.

(die Bewegung 2x wiederholen)

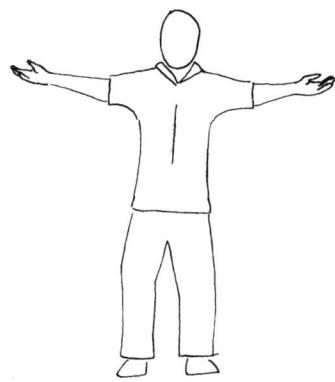

Beide Arme gestreckt über den Kopf heben, die Handflächen zeigen
zueinander und die Fingerspitzen nach oben

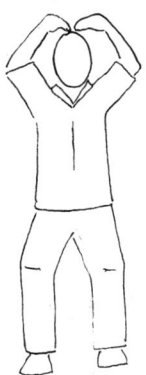

Die Hände **trichterförmig** über dem Kopf fallen
lassen und in die Knie sinken.

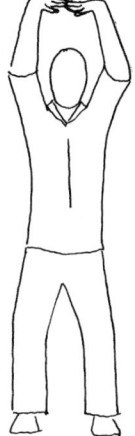

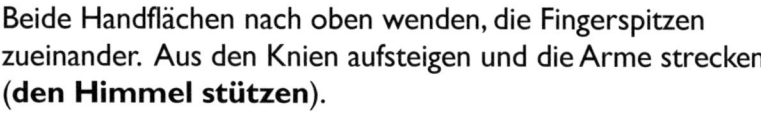

Beide Handflächen nach oben wenden, die Fingerspitzen
zueinander. Aus den Knien aufsteigen und die Arme strecken
(**den Himmel stützen**).

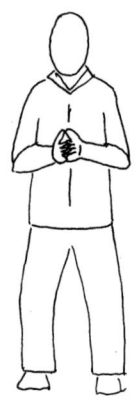

Auf die Zehenspitzen steigen und die **Handflächen aneinander** legen.
Wieder auf die Fußflächen sinken und die gefalteten Hände vor die Brust senken (geschlossener Buddha-Gruß).
Die Fingerspitzen nach vorne wenden.

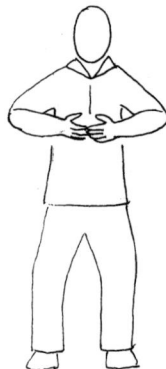

Vor der **Brustmitte,** Tanzhong, öffnen und schließen, 3x *(Herz)*. Das Öffnen leitet verbrauchte Energie aus.
Das Schließen füllt frische Energie ein.

Die Handflächen nach oben wenden, die Hände bis vor den Hals heben.
Die Aufmerksamkeit auf die **Zunge** richten.

Die Handflächen nach unten wenden und an der Mittelachse senken.

Brücke

Gegenseite nach rechts beginnen:

linke Fußspitze an rechten Fuß stellen   u.s.w.

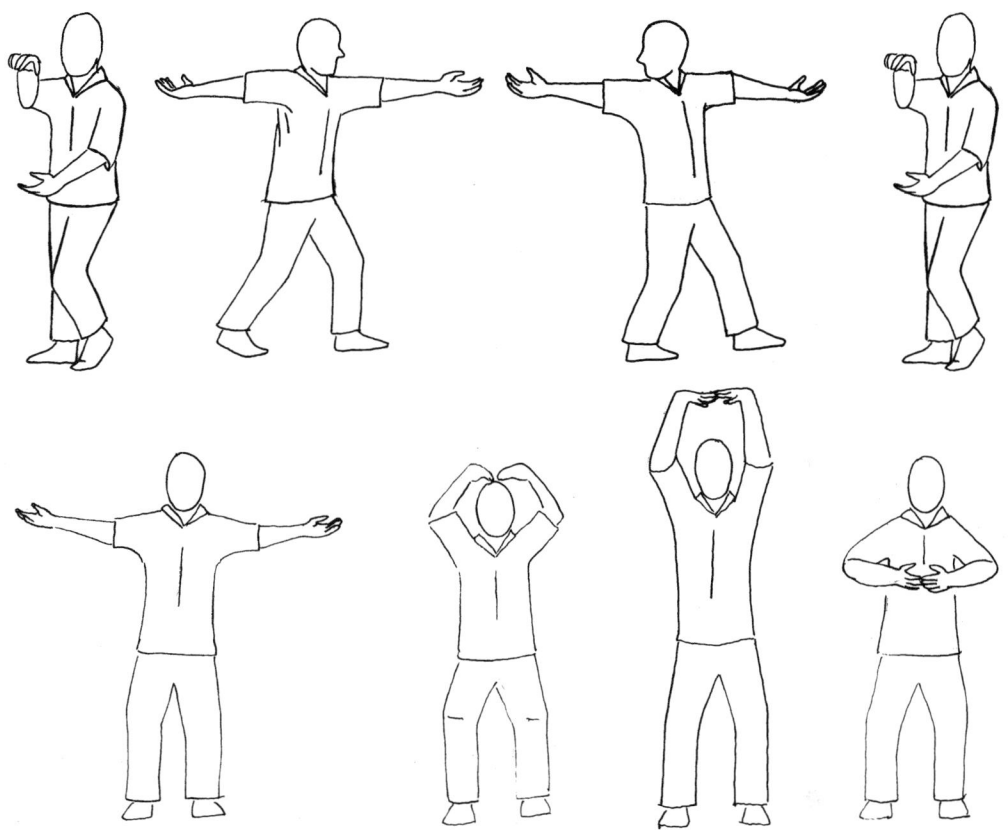

Brücke

Abschluss:

Arme seitlich sinken lassen und in der Wuji-Stellung stehen (1 Min)
den Bauch behüten (1 Min)
Hände über den Boden (1 Min)
Hände auflegen (1 Min)

Übungsabfolge in Stichpunkten

1. Universal Übung

Brücke:

> seitlich zerstreuen und sammeln
> vorne hoch schaufeln bis über den Kopf
> vor dem Körper senken

Erste Seite nach links beginnen:

> an den Seiten des Körpers mit beiden Händen das Qi nach unten
> verdichten
> **linke** Hand sammelt und schaufelt rechts hoch
> Hand vor dem Körper senken
> Körper nach **links** drehen, das Qi nach unten verdichten
> **rechte** Hand sammelt und schaufelt links hoch
> Hand vor dem Körper senken
> Körper nach **rechts** drehen, das Qi nach unten verdichten

> **Brücke**

Gegenseite nach rechts beginnen:

> an den Seiten des Körpers mit beiden Händen das Qi nach unten
> verdichten
> **rechte** Hand sammelt und schaufelt links hoch
> Hand vor dem Körper senken
> Körper nach **rechts** drehen, das Qi nach unten verdichten
> **linke** Hand sammelt und schaufelt rechts hoch
> Hand vor dem Körper senken
> Körper nach **links** drehen, das Qi nach unten verdichten

> **Brücke**

2. Milz/ Magen

<u>Endpunkte der Meridiane:</u>

Milz: große Zehe innen - seitlich des Brustkorbes

Magen: unter dem Auge – zweite Zehe außen

<u>Nach vorne:</u>

Arme seitlich heben
vor dem **Oberbauch** öffnen und schließen, 3x *(Milz/Magen)*
Hände mittig senken
Arme seitlich heben, vor dem Körper senken, kleiner Atemkreis, 2x
(Magen Meridian)
Arme seitlich heben, Qi neben dem Körper nach unten verdichten, 3x
Flügelschlagbewegung

Hände bis zum Boden senken
am Boden zerstreuen und sammeln
Hände am Innenbein *(Milz Meridian)* hochziehen bis zum Bauch
um den Bauch kreisen - in zwei Richtungen
Hand vor Hand vor **Bauch** öffnen und schließen, 3x

Hände heben, Handflächen nach oben, dann Handrücken an Handrücken
vor dem **unteren Gesicht** öffnen und schließen, 3x *(Lippen/Mund)*

Brücke

3. Lunge/ Dickdarm

Endpunkte der Meridiane:
>Lunge: Schulter – Daumen
>Dickdarm: Zeigefinger – Nase

Erste Seite nach links beginnen:
>**linke** Fußspitze zur Seite drehen
>**links** kleinen Ball halten, Arme sind ausgestreckt
>**untere** (linke) Handfläche nach unten wenden
>**obere** (rechte) Hand fährt am Arm hoch bis Schultergelenk
>*(Dickdarm Meridian)*
>**linke** Handfläche nach oben wenden und Arm anwinkeln

Wechsel:
>**rechte** Hand links nach unten führen, Gürtellinie entlang, rechts hoch
>**linke** Hand schiebt von linken Schulter zur rechten

Rechte Seite
>**rechten** Arm ausstrecken
>**linke** Hand fährt am Innenarm bis über die rechte Hand
>*(Lungen Meridian)*

Wechsel zurück zur linken Seite

Nach vorne:
>Ball nach vorne öffnen
>vor der **Brustmitte,** Tanzhong öffnen und schließen, 3x *(Lunge)*
>Hände Handrücken an Handrücken heben
>vor dem **Gesicht** öffnen und schließen, 3x *(Nase)*
>Hände mittig senken, Handflächen zum Körper

>**Brücke**

Gegenseite nach rechts beginnen

4. Niere/ Blase

Endpunkte der Meridiane:
    Niere: Mitte der Fußsohle (Yongquan) – inneres Schlüsselbein
    Blase: innerer Augenwinkel – kleine Zehe außen

Nach vorne:

    beide Arme in der **Vorhalte** heben
    und das Qi vor dem Körper nach unten verdichten, 3x

    am Boden Fingerspitzen zueinander – zerstreuen und sammeln
    lockere Fäuste machen
    Fäuste hoch bis zur Gürtellinie ziehen und öffnen
    Handflächen nach oben
    Hände vor die Nieren bringen, Handflächen zum Körper
    vor den **Nieren** öffnen und schließen, 3x

    Hände zum Nacken
    vom Nacken bis zur Nase und wieder zurück streichen, 3x
    (Blasen Meridian)
    vor der Nase die Hände zur Seite hin öffnen
    vor den **Ohren** öffnen und schließen, 3x

    Hände zum Nacken führen
    über Kopf zur Stirn und vor dem Körper senken

    Brücke

5. Leber/ Gallenblase

<u>Endpunkte der Meridiane:</u>

     Leber: großer Zeh außen – unter der Brustwarze (Qimen)
     Gallenblase: äußerer Augenwinkel – vierte Zehe außen

<u>Nach vorne:</u>

     Seithalte - Handflächen nach unten 5 Sec., dann nach oben 5 Sec.
     die Arme über den **Kopf** heben (Ball Halten) 5 Sec.
     auf die **Zehenspitzen** steigen und wieder sinken
     Trichter und in die Knie sinken
     Hände kreisen um **Kopf,** 3x (*Gallenblasen Meridian*)

     Hände zu den Achseln
     das Qi nahe am Körper nach unten verdichten und dabei in die Knie
     sinken 3x (*Gallenblasen Meridian*)

     am Boden zerstreuen und sammeln
     Hände am Innenbein hochziehen (*Leber Meridian*)
     die Ellenbogen heben, Hände seitlich bis unter die Brust heben, Qimen
     vor **Qimen** öffnen und schließen, 3x

     Handrücken vor Handrücken, vor die Augen
     vor den **Augen** öffnen und schließen, 3x

     Hände mittig vor dem Körper senken, Handflächen zum Körper

     Brücke

6. Herz/ Dünndarm

Endpunkte der Meridiane:

     Herz: Achsel – kleiner Finger innen

     Dünndarm: kleiner Finger außen -   vor dem Ohr

Erste Seite nach links beginnen:

     rechte Fußspitze an linken Fuß stellen

     linke Seite großen Ball halten, **linke** Hand ist oben

     mit **rechtem** Fuß einen Schritt nach vorne machen

     rechten Arm nach **vorne**, **linken** Arm nach **hinten**

     nach vorne schauen – Gewicht des Körpers nach vorne,

     nach hinten schauen – Gewicht nach hinten, 2x

     (Herz Meridian, Dünndarm Meridian)

     Ball vor dem Körper zur rechten Seite bringen

Bewegung nach rechts

     linke Fußspitze an linken Fuß stellen

     rechte Seite großen Ball halten, **rechte** Hand ist oben

     mit **linkem** Fuß einen Schritt nach vorne machen

     linken Arm nach **vorne**, **rechten** Arm nach **hinten**

     nach vorne schauen – Gewicht des Körpers nach vorne,

     nach hinten schauen – Gewicht nach hinten, 2x

     (Herz Meridian, Dünndarm Meridian)

Nach vorne:

     Seithalte - nach hinten lehnen, 2x *(Herz)*

     Arme über den Kopf zum **Trichter,** in die Knie sinken

     Handflächen nach oben wenden

     aus den Knien steigen, den **Himmel stützen**

     auf die Zehenspitzen

     Handflächen aneinander legen, geschlossener Buddha-Gruß

     wieder auf die Fußflächen sinken und Hände vor die Brust senken

     Fingerspitzen nach vorne wenden

     vor der **Brustmitte,** Tanzhong, öffnen und schließen, 3x *(Herz)*

Handflächen nach oben wenden – bis Halsbereich heben *(Zunge)*
Handflächen nach unten wenden und mittig vor dem Körper senken

Brücke

<u>Gegenseite nach rechts beginnen</u>
    linke Fußspitze an linken Fuß stellen
    rechte Seite großen Ball halten, **rechte** Hand ist oben
    mit **linkem** Fuß einen Schritt nach vorne machen
    linken Arm nach **vorne, rechten** Arm nach **hinten**
    nach vorne schauen – Gewicht des Körpers nach vorne,
    nach hinten schauen – Gewicht nach hinten, 2x
    (Herz Meridian, Dünndarm Meridian)

    Ball vor dem Körper zur rechten Seite bringen
<u>Bewegung nach links</u>
    rechte Fußspitze an linken Fuß stellen
    linke Seite großen Ball halten, **linke** Hand ist oben
    mit **rechtem** Fuß einen Schritt nach vorne machen
    rechten Arm nach **vorne, linken** Arm nach **hinten**
    nach vorne schauen – Gewicht des Körpers nach vorne,
    nach hinten schauen – Gewicht nach hinten, 2x
    (Herz Meridian, Dünndarm Meridian)

<u>Nach vorne</u>
    Seithalte - nach hinten lehnen, 2x *(Herz)*
    Arme über den Kopf zum **Trichter,** in die Knie sinken
    u.s.w.

<u>Abschluss:</u>
- Arme entspannt an Seite – stehen (Wuji-Stellung) 1 Min.
- sammelnde Bewegung auf Bauch – Bauch behüten, 1 Min.
- Hände über den Boden, 1 Min.
- Hände auf Bauch auflegen, 1 Min.

Rückmeldung eines Teilnehmers

Ein Beispiel aus der Unterrichtspraxis des Guigen Qigong.
Am 4./5. Mai 2013 führte ich ein Guigen Qigong Seminar in Berlin durch. Hier eine Rückmeldung von einem Teilnehmer.

Hallo Emil,
erstens möchte ich Dir danken für den Guigen Workshop am 4./5. Mai in Berlin. Das gemeinsame Üben unter Deiner Anleitung hat noch lange nachgewirkt. So hatte ich zum Beispiel am Tag nachher plötzlich starke Schmerzen im linken Fuß, an der Oberseite, also am Rist. So als hätte mir jemand mit einem Holzknüppel den Fuß geschlagen. Das hielt noch ein, zwei Tage an und ich wusste, dass das nix Schlimmes ist; im Gegenteil. Dann war der Schmerz plötzlich wieder weg.
Außerdem hab ich seitdem viel im Internet recherchiert, verschiedene Videos angeschaut und gelesen.
Geübt habe ich einige Male, leider noch nicht täglich. Aber ich möchte jetzt damit beginnen und wende mich deshalb an Dich, weil ich ein paar Fragen habe:
Ich wüsste gern nochmals, wie das mit dem Atmen ist. Wann aus-, wann einatmen..? Könntest Du mir bitte eine schriftliche Anleitung schicken, falls Du sowas hast? Mit detaillierteren Anweisungen zum Atmen, Visualisierungen und welche Übung für welches Organ ist, usw..
Gibt es da grundsätzliche Regeln, wie viele Wiederholungen der einzelnen Übungen zu praktizieren sind? Ich habe bisher einfach mit der Übungs-DVD geübt und noch nicht nachgezählt. Eine Freundin hat mir mal erzählt, dass die Anzahl der Wiederholungen immer ein Vielfaches von 4, mind. jedoch 4 sein müssen - gilt das auch für die Übungen des Guigen Qigong?
Ich habe auch Infos und Videos zum Xiang Gong gefunden, das mich sehr interessiert. Kann man das auch Üben, wenn man grad Guigen Qigong praktiziert? Hm.. ich glaube wahrscheinlich nicht. (Und das wäre auch sicher zu viel für mich.) Aber ich frage nur so, ob es generell günstig oder eher ungünstig ist, wenn man mehrere Qigong Systeme gleichzeitig übt. (Also ich meine natürlich nicht gleichzeitig sondern auf den Tag verteilt unterschiedliche Übungsfolgen..)
Vielen Dank!

Es folgt die Antwort:

Liebe......,
ich bin im November wieder in Berlin und unterrichte das „Südliche Shaolin Qigong". Schau mal, ob Du wieder dabei sein kannst. Ich habe Deine Mail aufmerksam gelesen und möchte Dir ganz offen antworten: Viele Lehrer zu hören, bedeutet viele Meinungen zu hören und das irritiert. Der Wunsch, immer alles besonders richtig machen zu wollen, führt oft dazu, vieles falsch zu machen.

Vom Xiang Gong rate ich Dir ab. Warum? Ich kennen es gut, aber halte nicht allzu viel davon. Es ist mir zu schnell und unachtsam und die vielgepriesenen Resultate sind meiner Meinung nach schamlos übertrieben.

Dem "richtigen atmen" wird eine viel zu große Bedeutung beigemessen, das führt dazu, dass man schließlich zu einem zwanghaften Atem kommt und das macht krank. Die wichtigste Regel für den Atem lautet: „Wir lassen den Atem kommen und wir lassen den Atem gehen und wir warten, bis er ganz von selbst wieder kommt". Heben - einatmen. Senken - ausatmen. Bei dem dreimaligen Vergrößern und Verkleinern vor dem Körper gilt: Erweitern - steigen – einatmen. Und: Verdichten - sinken - ausatmen. Ansonsten den Atem frei, spontan und natürlich fließen lassen. Überhaupt, mach die Übungen einfach so gut wie du kannst. Du musst nicht unbedingt die Ein- und Ausatmung an die Bewegungen anknüpfen. Du kannst den Atem auch einfach frei fließen lassen, die Übungen wirken auch dann.

Zur Anzahl der Wiederholungen ist folgende zu sagen: Im Guigen Qigong sind die Wiederholungen genau festgelegt. Übe solange, bis Du die Übungsfolge auswendig kannst. Qigong ist dafür da, dass es Dir Freude bereitet und Deine Gesundheit verbessert. Diese Vierer-Regel gilt im Guigen Qigong nicht.   Weiterhin halte ich auch nicht viel von dieser Vierer-Regel. Ist mir viel zu verkopft, ist nur was für Fachidioten. Das Einzige: die rechte Seite genauso häufig wie die linke Seite (Seite und Gegenseite gleich oft).

Das Guigen Qigong bedarf keiner Visualisierungen und geistiger Vorstellungen, es bedarf allerdings der regelmäßigen Praxis. Die tägliche Praxis ist das A und O, um von den Übungen zu profitieren. Es bringt Dir nichts, darüber nachzudenken oder darüber zu studieren, nur die regelmäßige Praxis bringt Dich weiter. Mein Ratschlag ist: Lass Dich nicht von den abertausend Qigong Clips auf Youtube irritieren, sondern orientiere Dich an Deinem Lehrer. Übe das Guigen Qigong regelmäßig, Du hast es zwei Tage bei mir gelernt und von mir die DVD bekommen. Oder bestell Dir meine DVDs "Qigong für Anfänger" oder „Ma Litang Qigong". Diese beiden Programme sind noch einfacher als das Guigen Qigong, aber auch sehr effektiv. Wenn Du noch Fragen hast kannst Du Dich gern wieder an mich wenden.

Liebe Grüße von Emil

Was ist ein Koan?

Ein Gong-an (japanisch: Koan) ist ein Rätsel in Form eines Sinnspruchs oder eine Anekdote, durch das der Meister im chinesischen Chan Buddhismus und im japanischen Zen Buddhismus die spirituelle Reife seiner Schüler überprüft.

Ziel eines Gong-an (japanisch: Koan) ist es, den Geist aus den Fallstricken der Sprache, in der jede Erfahrung, wie in einer Zwangsjacke gefangen ist, zu befreien.

Nicht nur hören und folgen, nicht nur lernen und nachmachen, sondern auch selbst begreifen, selbst erfassen und sich selbst berührt fühlen, um vollkommen durchdrungen zu sein. Es geht darum, eine eigene erhellende Erfahrung zu machen, die tief aus dem Inneren kommt.

Das bedeutet nicht, sich den Kopf zu zerbrechen oder gebeugtes Grübeln, sondern erhellende Erkenntnis zu erleben. Spontan aus dem Bauch heraus. So wie der deutsche Volksmund sagt: Du sollst das Denken den Pferden überlassen, die haben einen größeren Kopf.

Wenn der Meister die pulsierende Wahrheit in Form des Koans dem Schüler entgegen schleudert, soll der Schüler lernen, sein unteres Energiezentrum zum Brennpunkt seines Geistes zu machen, um diese Botschaft so unmittelbar und vollkommen zu erfassen.

Die Hauptenergie Punkte, wie zum Beispiel das Untere Dantien (zwei Fingerbreit unter dem Nabel im Unterbauch) sind Orte, in denen sich das Seelische zum Körperlichen kristallisiert und in denen sich wiederum seelisches in körperliches zurückverwandelt.

Indem der Lehrer dem Schüler das Koan stellt, schlägt er mit der Kraft seiner Energie an das Koan, als ob er mit einer kleinen silbernen Gabel an ein Kristallglas klopft und es erklingen lässt, um durch diesen hellen klaren Ton die Aufmerksamkeit der Anwesenden zu erregen. Er lässt so, aus seinem Kraftzentrum heraus, Funken der Wahrheit sprühen, um den Geist des Schülers zu erhellen.

Also nicht von Verstand zu Verstand, nicht von Herz zu Herz, sondern von Bauch zu Bauch. In den Unterbauch und aus dem Unterbauch heraus.

Koan von Constanze:

Es kommt von der Begehrlichkeit der Seele her,
dass sie vieles ergreifen und besitzen will,
und so greift sie nach der Zeit und nach der Körperlichkeit und nach der Vielheit
und verliert dabei eben das, was sie besitzt.
Denn so lange mehr und mehr in dir ist,
kann das Dao nicht in dir wohnen noch wirken.

Deutung von Constanze:

Ja das kann ich so fühlen und in meinen Zellen ist es wie ein Verstehen.
Denn es ist alles schon da bevor es Form annimmt und es ist immer noch da wenn die Form vergeht.
Die Begehrlichkeit der Seele - die dem Schwindel unterliegt, dass es ein Ich, eine Art von Festigkeit, eine Art von individueller Getrenntheit gibt, die wir durch Zeit und Körperlichkeit oder anderes versuchen zu bestätigen; zu fixieren.
So bin ich für mich, auf meiner Lebenszeitlinie, suchend der Vielheit hinterhergelaufen und sie wurde immer schneller und ich immer gehetzter.
Ich weiss um die Einheit in jeder Vielheit. Was dabei ist sich zu ändern ist nicht, dass es keine Vielheit mehr für mich gibt, jedoch aber meine Haltung darin ändert sich.
Jede Vielheit ist mit der Wurzel der Einheit verbunden: So ist Vielheit Einheit und Einheit Vielheit und ich bewege mich darin und weiss, anders als früher, dass allem die Stille zugrunde liegt. Unterschiedliche Wellen auf dem Ozean. In der Tiefe ist es still und es ist alles Wasser.

Die Organisation

Der Sitz der IQGV (Internationale Qigong Vereinigung) ist in Bad Sassendorf und in Lippstadt. Sie wird von Emil Sandkuhl geleitet. Die IQGV ist eine internationale Qigong Schule mit dem Ziel, den Zugang zum Qigong, für jeden Menschen passend zu gestalten. Denn die Entwicklung geht immer weiter, ob wir es wollen oder nicht, und wenn wir Fortschritte machen wollen, müssen wir zu Veränderungen bereit sein.

Die IQGV lehrt traditionelles Qigong für moderne Menschen und zwar so, dass es natürlich, einfach und effektiv ist. Transformation für den Menschen, durch frei gestaltete Körper-Geist-Seele Übungssysteme. Der Mensch ist nicht für das System da, sondern das System für ihn. Der Mensch, mit all seinen Ressourcen und seiner ganzen Würde, steht immer im Vordergrund. Das Ziel ist die Unabhängigkeit und die Fähigkeit zur Selbstheilung.

Dafür werden neueste Erkenntnisse aus Philosophie, Psychologie, Quanten Physik, Pädagogik und Soziologie genutzt. Trance, Selbsthypnose, Sprachmuster, NLP sind alles kleine Bausteine, die diese Qigong Programme optimieren. Fitness, sportliche Beweglichkeit, Meditation, östliche Weisheit, die Mystik des Buddhismus, Taoismis, Islam, die Naturreligionen, bäuerliche Weisheit und vor allem Humor, alles hat hier seinen Stellenwert und wird ganz undogmatisch genutzt. Es geht nicht vorrangig um das WAS, sondern um das WIE. Das Ziel ist immer die Hilfe zur Selbsthilfe, wir sind immer nur an der Lösung des Problems orientiert.

Der organisatorische Rahmen dafür ist wöchentlicher Gruppenunterricht, Beratungen, Personal Training, Energieübertragung, Wochenendseminare, Ausbildungen, DVD Lehrfilme und CDs.

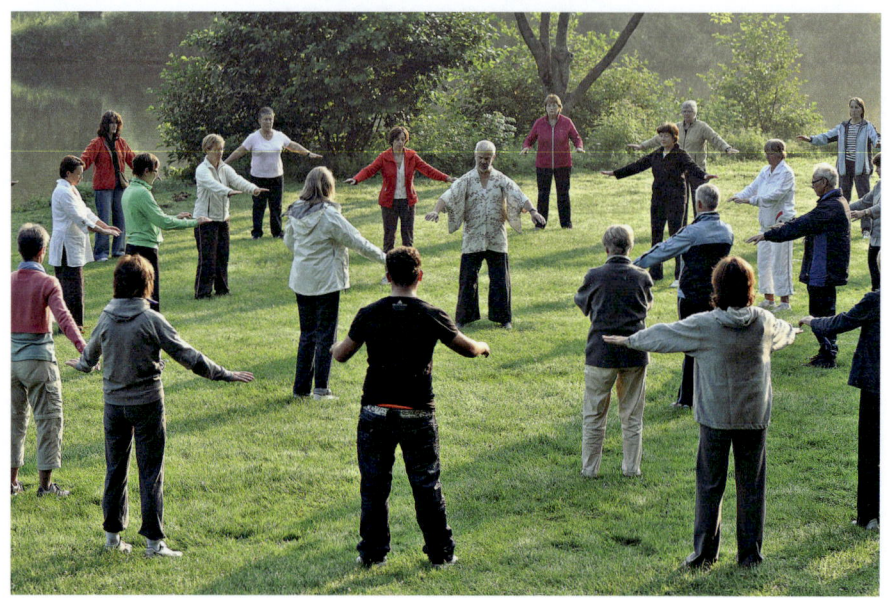

Einmal im Jahr, es ist schon zu einer Tradition in seiner Heimatstadt Lippstadt geworden, unterrichtet Emil Sandkuhl siebenmal in Folge, Morgen für Morgen, kostenlos. Sie sind herzlich eingeladen mitzumachen. Schreiben Sie ihm eine Mail und erkundigen Sie sich nach dem genauen Termin.

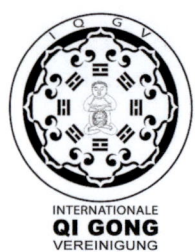

INTERNATIONALE
QI GONG
VEREINIGUNG

Die Autoren

Emil Sandkuhl ist Qigong Lehrer aus Begeisterung. Auf seinen langen Südostasien Reisen lernte er verschiedene chinesische Qigong Meister kennen und lernte bei ihnen. Sein bedeutendster Meister Lung Yu Suk ernannte Emil zum Linienhalter seines Qigong Systems und gab ihm den Auftrag sein Wissen der westlichen Welt zugänglich zu machen. Bei seiner Rückkehr gründete Emil die Internationale Qigong Vereinigung, kurz IQGV, und unterrichtete seitdem schon über 6000 Teilnehmer in seinen Kursen und Seminaren. Sein Unterricht wird wegen seiner heiteren, unkonventionellen Art mit Begeisterung wahrgenommen.

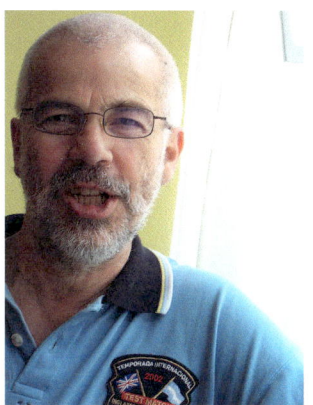

Reinhild Becker ist von Emil Sandkuhl zur Qigong Lehrerin ausgebildet worden. Sie ist Mitglied der IQGV und seit 2011 Mitautorin verschiedener Bücher im Bereich Qigong.

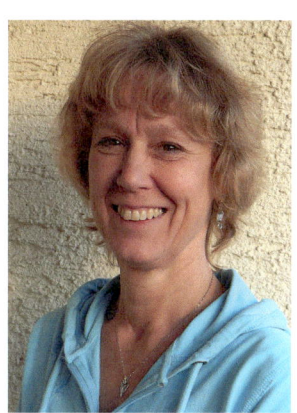

Bisher sind von Emil Sandkuhl und Reinhild Becker folgende Bücher erschienen:

- Wuji Qigong - Das Qigong des Ursprungs

  ISBN 9783842347519

- Fan Teng Gong - Heilkunst Qigong

  ISBN 9783842375680

- Shaolin Neijin Yizhichan Qigong

  ISBN 9783848206063